DISSERTATION

SUR LES AVANTAGES

DE LA VACCINE.

Se distribue gratuitement chez l'Auteur, pavé des Chartrons, n.º 20.

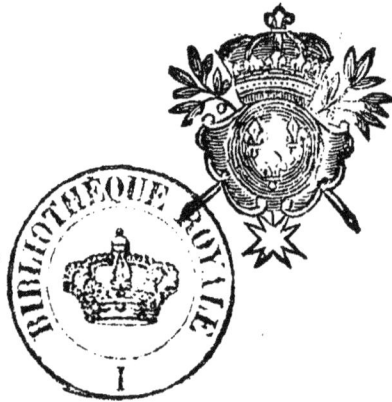

BORDEAUX,

DE L'IMPRIMERIE DE J.-B.-P. LAVIGNAC,
rue Mondenard, n.º 31.

1821.

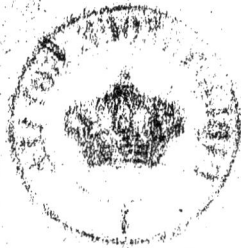

A Monsieur le V.te de Gourgues,

MAIRE DE LA VILLE DE BORDEAUX,

Chevalier de l'ordre royal et militaire de Saint-Louis.

Monsieur le maire,

Exerçant la profession de Médecin en cette ville, et de plus attaché à la société de Londres, en outre zélé partisan de la vaccine, et désirant sa réussite, je vous prie de me permettre d'avoir l'honneur de me faire connaître de vous. Veuillez croire, Monsieur le Maire, que je partage le plaisir satisfaisant que tout le monde doit ressentir en voyant le succès favorable qui résulte des mesures sages prises par votre gouvernement éclairé et paternel, lesquelles ont été presque portées à leur plus grand effet par les soins généreux de Messieurs les Administrateurs et de Messieurs les Médecins qui composent votre institution de vaccine.

En mon particulier, pour me conformer au désir de la société à laquelle j'ai l'honneur d'appartenir, et faisant tous mes efforts pour propager cette méthode préservatrice, après mes consultations pour les pauvres tous les matins, je vaccine gratuitement leurs enfans chaque fois que l'occasion s'en présente. Mais comme le commun du peuple est encore imbu de préjugés défavorables à cette opération bienfaisante, pour les combattre, j'ai rédigé un écrit sur les bons effets de la vaccine, que je vous prierai de me permettre de faire imprimer après avoir rempli les formalités nécessaires.

J'ai l'honneur d'être avec respect,

MONSIEUR LE MAIRE,

Votre très-humble
et très-obéissant serviteur,
E. J. NEWELL,
Membre du collége royal d'Edimbourg,
Membre honoraire de la société de
vaccine à Londres.

Bordeaux, le 27 Mars 1821.

DISSERTATION

SUR LES AVANTAGES

DE LA VACCINE.

ON doit voir avec plaisir les soins généreux de Messieurs les médecins qui composent la société de vaccine de Bordeaux, et leurs efforts continuels pour propager cette méthode salutaire.

Le triomphe de la vaccine serait un grand sujet d'allégresse pour tout le monde; il porterait la consolation dans le sein de chaque famille, et il y a lieu d'espérer que la considération d'un bienfait si grand pour le bien public, engagera fortement les amis de l'humanité à aider cette société de tous leurs efforts, et de recommander aux personnes du peuple qu'ils connaissent de porter leurs enfans pour être vaccinés sans aucune dépense; par ce moyen, chaque individu aura une occasion de contribuer, même par son avis, à la destruction d'une maladie qu'il est si déplorable de voir continuer à tourmenter, défigurer et détruire l'espèce humaine.

Lorsqu'une société est engagée dans une entreprise difficile et de haute importance, ayant à combattre tout à la fois les préjugés attachés aux anciens usages, à ceux de l'ignorance et l'intérêt (et tel est le cas de l'institution de la vaccine, qui a pour but la suppression, et même, s'il est possible, l'extinction de la petite vérole), ce n'est pas un petit sujet de joie que de pouvoir, à certain degré de la lutte, annoncer déjà un avantage remarquable sur l'ennemi, et qui fait espérer une victoire complète. Chacun pourra se convaincre de cette vérité, en jetant un coup d'œil sur le rapport fait aux autorités par Messieurs les médecins qui composent la société de vaccine.

Cette heureuse découverte de Jenner, connue d'un pole à l'autre, étend son influence bénigne sur les nations, non seulement parmi la chrétienté, mais encore parmi les juifs, mahométans et payens. L'indien, l'Africain, l'Asiatique et l'Américain se réunissent tous pour applaudir un si grand bienfait à l'humanité. Il est certain que plusieurs individus ayant eu le bonheur d'échapper à la mort dans la petite vérole, ne se sont relevés de leur lit de douleur qu'accablés des plus grandes infirmités, telles que la perte de la vue, et même de leur santé, tandis que les moyens efficaces de la vaccine conservent non seulement la vue, mais encore rétablissent les malades en une parfaite convalescence. Malgré tous ces avantages, il est fâcheux de voir, même dans un pays comme celui-ci, tant de causes qui retardent l'adoption générale de cette méthode, dont le succès assuré est hautement combattu par certaines personnes, tandis que d'autres, malgré les apparences de la réussite, pensent qu'on n'est pas à l'abri d'avoir un jour la petite vérole. Pour démontrer la certitude du succès de cette méthode et s'en assurer, on a fait les expériences suivantes : 1.º Plusieurs enfans, après avoir été vaccinés, ont été inoculés du virus de la petite vérole ; 2.º D'autres, heureusement rétablis de la vaccine, ont été conduits auprès du lit de ceux qui étaient malades de la petite vérole, et inoculés comme les premiers du même virus. 3.º D'autres enfin ont couché avec des personnes infectées de la même maladie, et ont passé la nuit dans des draps imbus de la matière variolique, sans qu'aucun d'eux ait éprouvé les effets de sa malignité ; mais tous ont été rendus sains et saufs à leurs amis, et par conséquent à l'abri pour toujours de cette suite de malheurs qu'entraîne si souvent après elle la petite vérole. Quand même paraîtrait-il que certaines personnes, après avoir été vaccinées, n'ont pas été exemptes de cette maladie, est-ce une raison pour nier les avantages qui résultent d'un bienfait si évident ? En examinant bien les causes qui peuvent avoir fait manquer la réussite de l'opération, nous nous apercevrons facilement que la matière employée n'était pas toujours aussi fraîche qu'elle le paraissait, et que par conséquent l'inoculation ne pouvait réussir.

C'est pour cette raison que ceux qui vaccinent doivent être bien instruits, et doivent veiller avec le plus grand soin les progrès réguliers de la pustule, et saisir le tems le plus favorable pour en extraire la matière qui doit être inoculée. Il y a lieu de croire que, parmi les premiers vaccinateurs, quelques-uns auront manqué à ces précautions ; ce qui aura, en partie, occasioné le préjugé qui existe parmi le peuple contre la vaccine. Nous devons remarquer que toutes les inventions ne se sont perfectionnées qu'avec le tems ; alors on aurait lieu d'espérer aussi que la vaccine, qui n'est connue que depuis peu d'années, sera portée par la suite au plus haut degré de perfection dont elle est susceptible.

L'opinion, que la vaccine ne donne qu'une apparence de sureté, n'est fondée sur aucune analogie dans la nature, ni même sur aucun fait qui se soit présenté jusqu'à présent. Malgré que les diverses expériences de la vaccine ne soient pas connues de tout le monde, il n'en est pas moins vrai que l'on a observé, en Angleterre, que ceux qui traient les vaches, se trouvant naturellement vaccinés, ont été constamment exempts de la petite vérole.

Une autre objection encore destituée de vérité, c'est de prétendre que la vaccine procure plusieurs maladies affreuses. Il faut avouer que cette prévention est bien capable d'effrayer des pères et mères, en attaquant leur sensibilité, et d'introduire la crainte dans l'esprit des gens faibles. Quoique ces mauvaises prétentions proviennent de la plus grossière ignorance, et d'un esprit de contradiction toujours opposé au bien, on peut dire cependant qu'elles ont diminué la confiance de plusieurs personnes, principalement parmi la classe peu instruite. Heureusement ces objections mal fondées ne sont que passagères, et n'empêchent pas la réussite et les bons effets de la vaccine ; car aussitôt qu'elles seront vues sans préventions par le public, le mépris remplacera la frayeur.

Ces raisons peuvent bien avoir retardé les progrès de la vaccine ; mais j'imagine cependant que, dans ce pays-ci, l'adoption générale aura été empêchée par des causes d'une nature différente et plus puissante. La classe inférieure du peuple se décide difficilement à prendre des précautions contre des maux éloignés, et principalement quand elles induisent en dépense ; et si ce n'était la peur actuelle de contracter la petite vérole épidémique, il est possible que, ni la vaccine, ni même l'inoculation, n'eussent été généralement adoptées : mais quand la peur est passée, le peuple retombe de nouveau dans un état d'indifférence et d'apathie ; alors cette pratique salutaire est suspendue, et l'on perd de vue ses avantages.

Il n'est pas facile de trouver à cela un remède ; il en est un cependant : c'est l'encouragement qui est donné à la vaccine, offerte gratuitement au public ; mais le meilleur sera sans doute d'instruire et d'éclairer le peuple sur un sujet qui l'intéresse si fortement ; et vraisemblablement on s'apercevra que les progrès de la vaccine en France, seront à proportion de l'instruction et des lumières acquises; alors la vaccine, une fois généralement adoptée., il y a lieu d'espérer qu'avec le tems, on abandonnera entièrement l'ancienne méthode peu usitée de l'inoculation, ce qui détruira plusieurs sources de l'infection variolique, et, par là suite, même le fléau terrible de la petite vérole.

On pourra bien me demander quels sont les avantages de la vaccine, et d'ou vient sa supériorité sur l'inoculation de la petite vérole. Je répondrai à cela, 1.° qu'il est difficile de détruire des préjugés si profondément enracinés dans l'esprit de quelques personnes; mais je m'adresserai à ceux qui sont disposés à écouter la vérité : je tâcherai, autant que je pourrai, de leur faire voir que les avantages de la vaccine sont inappréciables, et je me prévaudrai des rapports des membres du collége royal de médecine à Londres, faits à leur gouvernement; lesquels, bien pénétrés de l'importance d'une recherche qui intéresse la vie des individus et le bien général de la société, et s'étant élevés au-dessus des préjugés, ont traité à fond ce sujet important. Outre leurs propres connaissances et expériences, ils se sont adressés séparément à chacun des membres de leur collége, tant de médecine que de chirurgie, et ont correspondu avec ceux d'Edimbourg et de Dublin ; ils ont ensuite demandé aux différentes sociétés de vaccine, et par des avis publics ont invité chaque particulier, à communiquer leurs propres observations; ils n'ont pas tardé, d'après cela, à se voir munis d'une grande quantité de notes et de remarques qui leur ont été envoyées avec autant de bonne volonté que d'empressement. Alors ils se sont vus en état, non seulement de parler avec confiance, mais encore de prononcer sur ce sujet. La vaccine leur a donc paru être généralement une opération simple, et à l'abri de tout événement, car la maladie que quelques-uns croient qu'elle donne, n'est qu'une incommodité

légère, qui empêche rarement les malades de vaquer
à leurs occupations ordinaires. Les femmes enceintes,
ainsi que les enfans pendant la dentition, peuvent être
vaccinés sans danger, même dans l'âge le plus tendre.
La vaccine a donc, à tous égards, un avantage réel
sur l'inoculation de la petite vérole ; et quoique celle-
ci ne cause ordinairement qu'une petite maladie, elle
occasione cependant quelquefois des accidens fâcheux,
et même la mort. Au reste quelqu'objection que l'on
puisse faire contre la vaccine, elle n'en est pas moins
une découverte très heureuse pour l'espèce humaine ;
car parmi une infinité d'essais qui sont parvenus à
la connaissance des membres du collége, il n'en est
qu'un très-petit nombre qui n'ait pas réussi, lequel
est bien inférieur à celui de ceux qui sont morts par
l'inoculation. Ce ne peut donc pas être véritablement
une raison pour se refuser à l'adoption de la vaccine.

Comme nous savons qu'une des grandes objections
faites contre la vaccine, est qu'elle cause souvent d'affreuses maladies, nous pouvons assurer que, d'après
les informations nombreuses qui ont été prises avec
grand soin sur cela, on n'a trouvé aucune preuve d'un
fait qui puisse établir cette assertion ; elle est donc
sans fondement, et c'est une vérité dont le collége se
croit obligé d'instruire le peuple. Comment chaque
individu pourra-t-il n'être pas convaincu des avantages
de la vaccine, tant par sa bénignité que par sa sureté,
ne causant d'ailleurs aucune infection, et ne pouvant
se communiquer que par sa propre insertion ?

Le collége, en rapportant ses observations sur cette
pratique, remarque que jamais on ne fit une collec-
tion de faits si évidens et si complète sur aucune
question médicale. Une découverte si nouvelle, à laquelle rien dans le monde ne pouvait être comparé,
et qui ne consistait seulement que dans ses expériences
et les observations de l'inventeur, ne fut d'abord

reçue qu'avec défiance. Il n'était pas difficile à d'autres de répéter ces expériences ; alors la vérité de ces observations fut confirmée , et en même tems les doutes et les craintes de beaucoup de personnes furent insensiblement dissipés. Dès le commencement de cette pratique , presque tous ceux qui avaient été vaccinés furent ensuite inoculés en vain, même une seconde et troisième fois, sans que l'inoculation ait réussi ; et le succès constant de ces expériences produisit bientôt la confiance en cette nouvelle découverte. Mais ce n'est pas seulement par la grande quantité de sujets vaccinés, dont le nombre s'élève à plusieurs milliers, que l'on établit la vérité de l'évidence et la sureté de cette opération ; elle est encore confirmée par plusieurs observations faites dans les villes et les campagnes ; d'où il résulte que tous ceux qui avaient été vaccinés , quoiqu'environnés de l'épidémie variolique , en furent exempts : ce qui prouve que la vaccine est la sauvegarde certaine contre la petite vérole épidémique. On ne doit donc pas être surpris si bien des gens qui, avant, s'opposaient à cette méthode , aient fini ensuite par en devenir les partisans. D'après ces considérations , le collége croit qu'il doit recommander la pratique de la vaccine, et il s'est déterminé à cela, non par une simple opinion particulière, mais encore par le jugement le plus désintéressé ; et si l'on prend encore en considération les vastes connaissances, la grande expérience, et même le rang élevé de ses défenseurs, et qu'on les compare aux témoignages faibles et imparfaits de ses antagonistes , le public convaincu doit espérer de voir arriver enfin avec plaisir le tems où toute opposition cessant , la vaccine sera généralement adoptée dans le monde entier , et c'est alors que la cruelle maladie de la petite vérole finira pour toujours.....

Il s'est présenté cette année plusieurs occasions

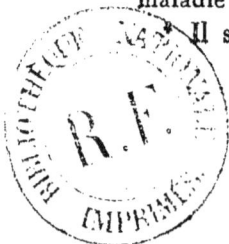

d'observer la petite vérole volante , et comme elle doit être mise au rang des causes qui détruisent la confiance de quelques personnes en la vaccine, lesquelles pensent que le même enfant qui avait été vacciné avait eu cependant la petite vérole, il est bon alors d'étudier cette maladie apparente, et de la distinguer de la petite vérole véritable.

Dans la première, ou celle qui ressemble à la dernière en apparence, on ressent une espèce de fièvre inflammatoire, mais légère, quelquefois accompagnée de malaise, de dégoût, et très-rarement de vomissement. Les boutons ne sont point rouges ni enflammés ; ne paraissant pas d'une forme conique ou lenticulaire, ils ne semblent pas sortir de l'intérieur de la peau ; mais ils sont mous, détachés, plus sphériques que lenticulaires, en un mot plus larges à leurs diamètres qu'à leurs bases. D'abord , dès la première heure ayant l'air rougeâtres , ils deviennent ensuite avant la fin du jour pâles, ternes, et n'offrent plus que des humeurs remplies d'une lymphe purement séreuse et blanchâtre ; c'est alors qu'ils sont plus exactement ronds.

La matière de ces pustules reste fluide, et n'acquiert jamais la couleur ou la consistance du pus.

Elles forment toujours des croûtes trois ou quatre jours après s'être manifestées.

La petite vérole véritable, au contraire, est une maladie accompagnée d'une fièvre inflammatoire contagieuse avec vomissement, et une douleur que le malade ressent quand on lui comprime l'épigastre.

Le troisième ou quatrième jour elle occasione une éruption de petits boutons rouges, qui forment ensuite des pustules dans lesquelles est renfermée une matière qui, huit jours après l'éruption, se change en pus ; ensuite la matière se dessèche et tombe en croûtes.

Ordinairement, dans la petite vérole discrète, l'éruption paraît vers la fin du troisième jour, et augmente

par degrés dans le cours du quatrième : elle se mani-
feste d'abord sur le visage, et successivement sur les
parties inférieures, de manière que le cinquième jour
elle est entièrement répandue sur tout le corps. L'éruption paraît d'abord sous la forme de petits points rouges
peu éminens qui s'élèvent par degrés et forment des
boutons. Le cinquième ou le sixième jour il paraît sur
le sommet de chaque bouton une petite vésicule res-
semblant, par sa couleur, à un grain de mil. Pendant
deux jours ces boutons n'augmentent qu'en largeur, et
on y remarque un petit creux dans le milieu de chacun.
Ce n'est que vers le huitième jour qu'ils s'élèvent en
pustules sphériques. Dès qu'elles sont formées, elles se
trouvent environnées d'un bord enflammé exactement
circulaire, qui, lorsqu'elles sont nombreuses, communi-
que un certain degré d'inflammation à la peau voisine,
et donne ainsi une légère couleur de damas rose aux
espaces intermédiaires ; et, vers le huitième jour, à
mesure que les pustules augmentent de volume, toute
la face se gonfle considérablement, et les paupières en
particulier le sont tellement, qu'elles couvrent entièrement les yeux.

Le onzième jour le gonflement du visage diminue, et
les pustules paraissent entièrement remplies : la matière renfermée est devenue plus opaque et d'une couleur jaunâtre.

Au douzième, les mains et les pieds se gonflent, et
diminuent ensuite à mesure que les boutons viennent à
maturité. Bientôt on aperçoit sur le sommet de chaque
pustule une tache plus noire que le reste ; c'est dans cet
endroit qu'elle s'ouvre naturellement, et il en sort une
portion de la matière qu'elle contient : en conséquence,
la tumeur se ride et s'affaisse ; la matière qui en sort se
dessèche, et forme une croûte au-dessus. Au bout de
quelques jours les croûtes tombent, et laissent sur la
surface de la peau qu'elles couvraient une couleur rouge-

brun ; ce n'est qu'après un grand nombre de jours que la peau reprend dans cet endroit sa couleur naturelle. Il est des cas où les croûtes tombent plus lentement, et c'est lorsque la matière des pustules est plus légère ; la partie qui en était recouverte s'en va pour ainsi dire en écailles, y laissant un petit trou, une petite cavité.

CULLEN.

DESCRIPTION DE LA VACCINE.

Dans la vaccine, au bout d'un ou deux jours il paraît une rougeur dans l'endroit de l'incision ; on aperçoit un petit point rouge que l'on sent en le touchant avec le doigt ; il augmente graduellement jusqu'au dixième jour, qu'il devient de la grandeur d'un pois. Alors la dépression a lieu sur la pointe ; le bouton est environné, dans sa circonférence, d'une auréole ou inflammation circonscrite et ronde comme un petit écu. Si dans ce moment la circulation est animée par la chaleur ou l'exercice, ou si l'on prend le bras de la personne vaccinée, et qu'on tende la peau de la partie enflammée, on sentira dans cette partie ou dans l'auréole comme une espèce de pulsation produite par celle des artères voisines. Dans peu de tems le milieu sèche et se durcit, ayant l'apparence d'une croûte de couleur brun foncé, laquelle s'étend imperceptiblement. Sa durée est quelquefois d'environ deux ou trois semaines, à compter du jour de l'éruption. Cette croûte ressemble beaucoup en couleur et en grandeur à la graine de tamarin, et laisse une cicatrice qui existe souvent toute la vie.

L'auréole de la vaccine sur les asiatiques qui ont la complexion noire, n'est pas aussi apparente à la vue qu'elle l'est sur les européens ; ce qui dépend du tissu de la peau ; mais le doigt appliqué autour de la tumeur ressent promptement la dureté chez les uns comme chez les autres.

On me demandera peut-être s'il se peut que des humeurs étrangères soient inoculées avec la matière de la vaccine. Je répondrai que non, ni même avec celle de la petite vérole ; car par la violence de la dernière, la constitution est tellement affectée, que des dispositions cachées ou des causes morbifiques préparatoires sont quelquefois si fortes, que la personne peut contracter une autre maladie qui n'aurait pas eu lieu sans le choc de la petite vérole. La vaccine et l'inoculation variolique ont des effets si distincts des autres infirmités, que dans le cours de chacune elles s'opposent au mélange de toute autre maladie ; elles arrètent même la marche de plusieurs autres, de manière que, dans une personne attaquée de la petite vérole, et qui aurait aussi un principe de rougeole prêt à éclore, la marche et les effets de cette dernière maladie seraient arrêtés et comme suspendus, seulement tant que la petite vérole aurait lieu, pour reprendre ensuite son cours quand celle-ci serait guérie.

Telle est la marche et tels sont les effets de la vaccine, qui, sous ces divers rapports, paraît toujours douce et bénigne, sans danger, et presque sans cause d'incommodités.

Quelle confiance ne doit donc pas inspirer cette pratique salutaire, provenant d'une découverte si heureuse !

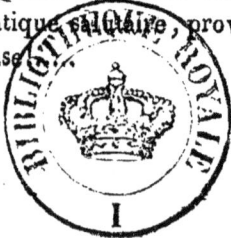

www.ingramcontent.com/pod-product-compliance
Lightning Source LLC
Chambersburg PA
CBHW050418210326
41520CB00020B/6658